AF310024

QUELQUES

CAS D'AUTOPLASTIE

FACIALE

PAR LE Dr LETENNEUR,

PROFESSEUR-ADJOINT DE CLINIQUE EXTERNE A L'ÉCOLE DE MÉDECINE DE NANTES,

Membre correspondant de la Société de Chirurgie de Paris, etc.

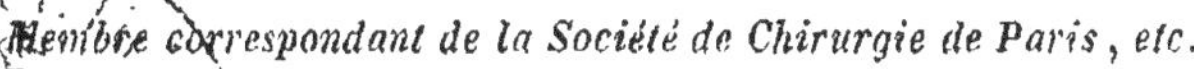

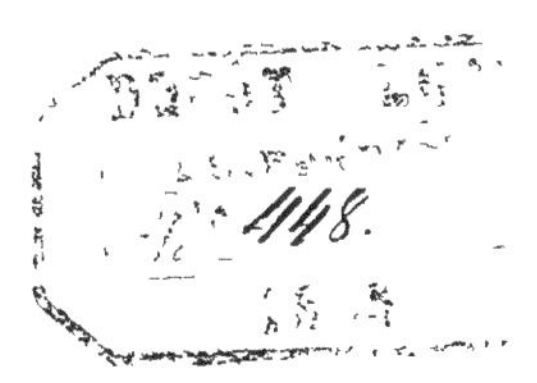

NANTES,

IMPRIMERIE DE Mme V^o CAMILLE MELLINET.

—

1855.

QUELQUES

CAS D'AUTOPLASTIE FACIALE

PAR LE Dr LETENNEUR,

*Professeur-adjoint de clinique externe à l'École
de Médecine de Nantes, Membre correspondant
de la Société de Chirurgie de Paris, etc.*

———

Parmi toutes les conquêtes récentes de la chirurgie, il n'en est pas qui ait pris une extension aussi grande que celle qui comprend ce qu'on a désigné sous le nom de *chirurgie restauratrice*. On pourrait dire que c'est tout un art nouveau, qui permet, par une foule de procédés ingénieux, de réparer des difformités natives ou accidentelles, de reconstituer des organes qui manquent en partie ou en totalité, de remédier à des infirmités considérées autrefois comme incurables. Aussi, en énumérant les progrès rapides obtenus dans cette voie qu'il a tant contribué à féconder, l'illustre chirurgien qui fut mon maître, M. Roux, dit avec

raison : « Par ce que nous faisons aujourd'hui, à quelle distance ne sommes-nous pas de ce qu'on faisait il y a seulement trente ou quarante ans?... Nos devanciers en seraient
étonnés, s'ils pouvaient en être témoins. » (*Quarante années
de pratique chirurgicale. Ph.-J. Roux.*)

Pendant que la chirurgie a réussi à agrandir ainsi son
domaine, elle est parvenue, par l'étude plus approfondie
des maladies, par la découverte de nouvelles ressources
thérapeutiques et par l'emploi mieux raisonné des moyens
connus depuis longtemps, à diminuer, d'une manière
chaque jour plus sensible, le nombre des cas où des muti-
lations cruelles sont le seul remède que nous ayons à offrir
aux malheureux dont la vie ne peut être rachetée qu'à ce
prix. Ainsi, d'un côté, progrès pour la création de la chirurgie restauratrice ; de l'autre côté, perfectionnement, et
par conséquent, progrès encore, par cette direction salu-
taire imprimée au traitement d'un grand nombre de maladies, ce qui permet de caractériser la chirurgie de notre
époque, en disant qu'elle est essentiellement conservatrice.

La chirurgie restauratrice, à laquelle se rapportent les
cas qui font la base de ce travail, emprunte ses moyens
d'action les plus puissants et les plus précieux à l'*autoplastie*, cet art curieux qui, éclairé par les lumières de la phy-
siologie, a été élevé à la hauteur d'une science.

L'autoplastie, si riche et si féconde aujourd'hui, a, dans
le passé, deux origines distinctes qu'on peut suivre, à travers les siècles, dans leur lente évolution.

La première est représentée par le chapitre que Celse
a écrit sur les réparations des pertes de substance des
oreilles, des lèvres et des narines. (Liv. vii, cap. ix.) Les
préceptes utiles tracés par l'auteur latin contenaient, en
germe, une partie de cette branche importante de l'art opératoire qui a pris tant de développement depuis quelques
années. Cependant, ces préceptes étaient, pour ainsi dire,
restés stériles, les auteurs s'étant bornés, le plus souvent,
à les reproduire, sans même être d'accord sur l'interpréta-
tion du texte qu'ils avaient sous les yeux. A peine, à de
longs intervalles, peut-on citer quelques essais qui sont loin

d'offrir toujours un véritable caractère d'utilité, et de constituer un progrès.

Les perfectionnements apportés successivement à l'opération du bec-de-lièvre et le procédé employé par Chopart pour la cheiloplastie constituent les points les plus saillants de l'histoire des restaurations faciales, dans l'ordre des faits qui ont été admis et qui sont restés dans le domaine scientifique, depuis Celse jusqu'au XIX⁰ siècle.

La seconde origine de la chirurgie plastique est constituée par la *rhinoplastie*, qui n'était jamais entrée pleinement dans le courant scientifique général, même à la seconde phase de son histoire.

Chacun sait aujourd'hui que cette opération se pratiquait fréquemment dans l'Inde, où elle était autrefois le privilége de la secte des Koomas; mais le mystère dont on avait soin de l'entourer, l'empêcha longtemps d'être connue en Occident.

Les auteurs du moyen-âge n'en parlent que pour en nier la possibilité, ou, tout au moins, pour la mettre en doute.

C'est en 1442, qu'un Sicilien du nom de Branca réussit à pratiquer la rhinoplastie et employa, pour cette opération, un procédé nouveau qui, adopté et perfectionné à la fin du XVI⁰ siècle par Tagliacozzi, porta aussi haut que possible la réputation de ce chirurgien. Le bruit que firent les succès de Tagliacozzi fut tel, que les poètes chantèrent sa gloire, et, qu'après sa mort, on lui éleva une statue dans l'amphithéâtre d'anatomie de Bologne. On en fit presque un Dieu :

Non modo tu princeps, sed Deus artis eris.

Cependant, si les contemporains de Tagliacozzi portèrent trop loin l'enthousiasme, les générations suivantes eurent le tort plus grand d'oublier les services qu'il avait rendus. L'auréole du Dieu s'effaça bientôt, et même avec une telle rapidité, qu'on a peine à comprendre comment, un siècle plus tard, Dionis ait pu traiter ce qu'on disait de la restauration du nez, *d'histoires apocryphes et de contes faits à plaisir*.

Ce n'est qu'en 1814, que Carpue tira la rhinoplastie de l'oubli où elle était tombée, et réussit à la faire accepter par les chirurgiens qui n'étaient pas trop esclaves de la routine et des préjugés.

On comprit bientôt qu'en réunissant, dans un faisceau commun, les deux ordres de faits que je viens de passer rapidement en revue, les traditions de Celse et la rhinoplastie indienne et italienne, on pouvait en déduire des principes généraux dont les applications nombreuses ne tardèrent pas à jeter un vif éclat, et à donner une impulsion toute nouvelle aux travaux des chirurgiens.

Les difformités ou les pertes de substance que l'art est appelé à faire disparaître, et dont le visage est si souvent le siége, affectent les dispositions les plus variées et souvent les plus imprévues; aussi, faut-il que le chirurgien, lorsqu'il a recours à l'autoplastie, soit presque toujours plus ou moins créateur, et qu'il sache, selon les circonstances, modifier à propos les procédés opératoires. On peut dire que chaque cas particulier exige quelque combinaison spéciale ; de là, des difficultés toujours nouvelles, mais aussi, et précisément à cause de ces difficultés, qui rehaussent le mérite du succès, un charme et un attrait que le chirurgien ne peut pas trouver, à un semblable degré, lorsqu'il suit forcément les sentiers battus.

Il est souvent impossible de donner une idée bien nette d'une opération, en disant seulement qu'elle a été pratiquée d'après telle méthode ou tel procédé connu : les quelques mots qui précèdent justifient pleinement cette proposition, que viennent encore corroborer le vague et les dissidences qui existent à ce sujet dans les auteurs.

C'est pourquoi il est utile de rapporter avec quelque détail les observations de cette nature, lorsqu'elles présentent des particularités qu'on peut mettre à profit dans des cas analogues.

Les quatre observations qui suivent, et qui ont pour objet deux rhinoplasties, une génoplastie et une blépharoplastie, ont entre elles un lien de parenté qui ressortira à tous les yeux, bien qu'elles diffèrent cependant sous plus d'un rapport :

      Facies non omnibus una
Nec diversa tamen, qualem decet esse sororum.

                                     (Ovide. Métamorph.)

Lorsqu'il s'agit d'autoplastie, c'est-à-dire de transformation, ce n'est pas trop m'éloigner de mon sujet que d'emprunter, en passant, une citation au chantre des métamorphoses.

Chez les malades dont j'ai à rapporter l'histoire, il m'a été possible d'appliquer la méthode indienne telle qu'elle a été perfectionnée par les modernes, et non en suivant l'exemple des Brames, qui allaient chercher un lambeau à une distance assez grande de la perte de substance ; qui tordaient sur lui-même le pédicule du lambeau, et laissaient suppurer la plaie résultant de l'emprunt qu'ils avaient fait aux téguments. Le procédé des Brames est, du reste, celui qui est encore en usage, lorsqu'il s'agit de pratiquer la rhinoplastie dans les cas où le nez manque en totalité.

Dans le procédé que j'ai suivi, le lambeau est taillé de telle sorte qu'un des côtés de sa racine est tangent à un des points de la circonférence de la solution de continuité, et qu'une des incisions, destinées à circonscrire le lambeau, parte de ce point et se confonde autant que possible, dans une partie de son étendue, avec le bord même de cette solution de continuité, l'autre incision en demeurant éloignée de toute la largeur du lambeau ; en outre, le pédicule, au lieu d'être tordu sur lui-même, tourne simplement à plat autour d'un axe qui le traverserait suivant son épaisseur ; enfin, un des avantages les plus grands de ce procédé, c'est la réunion immédiate des bords de la perte de substance résultant de la formation du lambeau.

Dans certains cas, la rotation, ou plutôt l'inclinaison du lambeau, ne dépasse pas 30 ou 40 degrés, et peut être considérée comme un simple glissement ; d'un autre côté, le lambeau est pris aussi près que possible de la perte de substance : *ex vicino adducitur* (Celse). Ces deux caractères établissent une sorte de trait-d'union entre la méthode française et la méthode indienne, à laquelle appartient cependant plus spécialement le procédé auquel j'ai eu recours.

Observation première.

Restauration de la moitié droite du nez, au moyen d'un lambeau emprunté à la joue ; reconstitution de l'aile du nez, à l'aide d'un ourlet cutané.

En 1840, un vieillard presque octogénaire, le nommé Penard, de Notre-Dame-de-Riez (Vendée), se présenta chez moi et me demanda si je ne pourrais pas faire disparaître, par une opération, ou dissimuler, par tout autre moyen, une perte de substance qu'il avait au nez et qui donnait à sa physionomie quelque chose de bizarre et de repoussant.

Le mal avait commencé, depuis un assez grand nombre d'années, par une petite croûte sèche ayant son siége sur l'aile du nez ; cette croûte tombait souvent et se reproduisait immédiatement en gagnant peu à peu du terrain, mais, en même temps, les tissus étaient détruits et rongés par une sorte d'usure progressive. Cette ulcération, évidemment de nature cancroïde, était sèche, et le malade remarquait à peine un suintement sanieux ou sanguinolent lorsqu'il avait arraché prématurément une portion de la croûte. Les tissus voisins n'étaient ni rouges, ni gonflés.

Penard jouissait d'une très-bonne santé et avait conservé une certaine verdeur juvénile. On disait même que des projets de mariage l'avaient seuls déterminé à chercher un remède à sa difformité.

Quand il vint me consulter, sa maladie avait déjà fait des ravages considérables, car, du côté droit du nez, peau, cartilages et membrane muqueuse avaient été entièrement détruits. Les limites du mal suivaient assez exactement en avant le bord de la cloison, qui était restée saine ; en haut et en dehors, elle correspondait au bord osseux formé par l'os propre du nez et par l'apophyse montante du maxillaire supérieur. Autour de la perte de substance, l'ulcération n'était caractérisée que par une ligne de trois à cinq millimètres de largeur, formée par des croûtes sèches d'apparence épidermique. Toute la muqueuse de la cloison était rouge et recouverte de mucus desséché ; les replis muqueux, qu'on apercevait dans l'intérieur de la fosse nasale, paraissaient aussi légèrement enflammés, ce qui tenait évidemment à ce que l'air extérieur y pénétrait largement, transportant avec lui la poussière et les corps étrangers qui n'étaient point arrêtés ou tamisés au passage par les poils protecteurs désignés sous le nom de vibrisses. Pas de ganglions lymphatiques engorgés, pas d'autres traces d'affection cancroïde ou cancéreuse que celles que j'ai indiquées plus haut et qui étaient bornées aux bords de la perte de substance.

D'après l'état de maigreur du malade, d'après la flaccidité et les rides nombreuses que présentait la peau du visage, je compris la possibilité de restaurer le nez avec la peau voisine, et mon plan d'opération fut arrêté immédiatement : je le mis à exécution quelques jours plus tard.

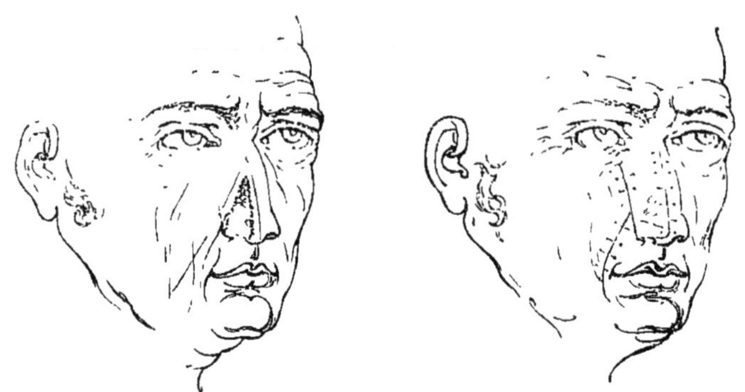

Je commençai par aviver les bords de la perte de substance en enlevant toutes les parties qui paraissaient malades. L'espace à combler eut alors la forme d'un triangle, dont le côté inférieur était le plus court, les deux autres ayant à peu près une longueur égale.

Je taillai mon lambeau de la manière suivante :

Le côté externe de la solution de continuité fut prolongé par une incision qui passa à un centimètre de la commissure labiale et descendit à un centimètre et demi au-dessous de cette commissure, en s'inclinant en dehors. A trois centimètres et demi de l'angle supérieur de la plaie, et à partir du niveau du bord inférieur de l'orbite, une seconde incision fut pratiquée parallèlement à la première, dans ses deux tiers supérieurs, et s'inclinant en dedans, dans son tiers inférieur, de manière à venir rejoindre la première sous un angle aigu.

Le lambeau fut détaché de bas en haut avec une couche suffisante du tissu cellulaire sous-cutané. J'eus soin de le disséquer complétement vers sa base, ce qui demanda de grandes précautions au niveau du sac lacrymal.

Je fis alors tenir le lambeau par un aide et je m'empressai de réunir, par des épingles, la partie inférieure de la plaie de la joue, ce qui put s'opérer avec la plus grande facilité. Les téguments de la face, entraînés ainsi vers la ligne médiane, facilitèrent le déplacement que je voulais imprimer au lambeau. Celui-ci vint s'appliquer sans tiraillement sur la perte de substance, en formant cependant en haut et en avant un léger godet qui s'effaça plus tard. Je fixai son bord antérieur à la peau du nez, au moyen d'épingles à insectes très-fines et de la suture entortillée.

Le lambeau, ainsi qu'on a pu en faire la remarque, était plus long que le vide qu'il était destiné à combler. En le taillant ainsi, j'avais un double motif : le premier, de donner à la plaie de la joue une forme qui me permît d'en affronter les bords ; c'est ce qui eut lieu, en effet, ainsi que nous venons de le voir ; le second motif était de façonner l'aile du nez au moyen d'un ourlet qui lui donnât une solidité suffisante et une forme se rapprochant autant que possible de la forme normale, et qui, enfin, reportât, à l'intérieur de la nouvelle narine, le bord cicatriciel inférieur du lambeau.

Pour cela, je retranchai, avec des ciseaux, la partie du lambeau qui devenait inutile, en ayant soin de lui laisser une longueur suffisante pour remplir l'objet que je viens d'indiquer. Je renversai ensuite la partie inférieure du lambeau, de manière à mettre les surfaces saignantes en contact, en formant, ainsi que je l'ai déjà dit, un véritable ourlet, qui fut maintenu au moyen d'un double point de suture. J'ajouterai que cette partie renversée du lambeau avait été taillée de manière à ce que sa forme représentât assez bien celle de l'aile du nez.

Restait encore à fixer le bord externe du lambeau aux parties voisines.

L'aile du nez nouvelle fut maintenue au moyen d'un point de suture simple, au sommet de l'angle qui, déjà, avait servi en dehors de point d'attache pour la suture de la plaie de la joue.

Le bord externe de la partie supérieure de la plaie de la joue, grâce à une dissection peu étendue, peut être amené, sans trop d'efforts, jusqu'au contact du lambeau auquel il fut fixé par des épingles.

Cette opération, qui dura trois quarts d'heure, fut bien supportée par le malade. Les suites en furent assez simples; les premiers jours, pendant lesquels, d'ailleurs, je ne vis pas le malade, se passèrent sans accident qui mérite d'être noté.

Le quatrième jour, je me rendis chez mon opéré : il y avait déjà un gonflement considérable de tout le côté droit de la face ; je me hâtai d'enlever quelques épingles ; sur d'autres points, je me bornai à enlever les fils et à les remplacer par d'autres fils moins serrés.

Le lendemain, de nouvelles épingles furent retirées, et, le sixième jour, j'enlevai les dernières.

La réunion immédiate avait eu lieu dans la plus grande partie, et, bien qu'un peu de suppuration se montrât sur quelques points, il était facile de voir que le succès de l'opération n'était pas douteux.

Des bandelettes de sparadrap furent appliquées pour prévenir l'écartement des plaies et pour soutenir les parties.

Les jours suivants, le gonflement diminua ; ce n'est qu'un mois après l'opération que toute trace de suppuration avait disparu. Alors, on pouvait juger du résultat, qui était des plus satisfaisants. L'aile du nez se dessinait assez bien à l'extérieur, et elle présentait une solidité suffisante pour maintenir la narine ouverte et pour ne pas éprouver de ballotement dans les mouvements de la respiration. Mais, dans ces premiers temps, elle avait une épaisseur trop considérable qui, du reste, a diminué dans la suite.

La cicatrice de la joue n'était pas extrêmement tendue et allait bientôt être cachée en partie par les rides. La paupière qui, après l'opération, paraissait assez fortement tiraillée en dedans, avait repris sa forme normale. Je dois ajouter que le nez s'était incliné un peu du côté droit, mais sans qu'il y eut là rien de choquant.

Mon malade a vécu plusieurs années après cette opération ; je ne l'ai pas revu dans les derniers temps de sa vie ; cependant, j'ai su que l'ulcère rongeant avait reparu sur la cloison qui s'était perforée ; mais cette récidive ne se manifesta point à l'extérieur et ne toucha en rien à la partie nouvelle du nez.

Je n'ajouterai que deux courtes réflexions à cette observation : la première, pour établir que je crois avoir fait une chose nouvelle en utilisant l'excédant de mon lambeau, afin de reconstituer l'aile du nez par un ourlet ou repli cutané. Du moins, je n'avais, à l'époque où j'ai pratiqué cette opération (1840), rien vu qui pût m'en donner l'idée ; depuis ce temps, la première observation qui ait une certaine analogie avec la mienne, appartient à M. Serre (1842). Quoi qu'il en soit, c'est là, je crois, une des applications les plus heureuses qu'on puisse faire de ce qu'on a nommé *autoplastie par doublement du lambeau*.

La seconde réflexion est relative à la difficulté ou à la facilité que présente l'exécution de certaines opérations, dans des cas semblables, en apparence, et où cependant certaines circonstances, qu il importe d'apprécier d'avance, viennent aider ou gêner le chirurgien.

Ainsi , l'opération que je viens de décrire, n'a été possible que grâce à la maigreur de mon malade, à la souplesse et à l'extensibilité de la peau. Changez ces conditions et les difficultés peuvent devenir insurmontables.

Ce que j'ai fait chez Penard eût été impossible chez la femme qui fait le sujet de l'observation suivante. Chez elle, en effet, le peu de laxité du tissu cellulaire sous-cutané et le peu d'extensibilité de la peau , m'auraient présenté des obstacles très-sérieux , si j'avais eu à faire subir à cette membrane de grands déplacements, et si la perte de substance eût été relativement très-considérable. Dans le cas dont je vais parler, la perte de substance existant sur la ligne médiane , et l'état de la peau ne me permettant pas de trouver dans une seule joue un lambeau d'une étendue suffisante , j'ai dû emprunter à chaque joue un lambeau semblable, et j'ai établi ainsi une symétrie parfaite entre les deux côtés du visage , ce qui, en somme , devait donner et a donné, en effet , un résultat plus satisfaisant que celui que j'aurais pu obtenir avec un seul lambeau.

Observation IIe.

Ulcère cancroïde du nez ; ablation avec l'instrument tranchant ; rhinoplastie au moyen d'un lambeau emprunté à chaque joue (1).

Au mois de novembre 1854 , est entrée à l'Hôtel-Dieu de Nantes, salle 8, la femme Martin, journalière, âgée de 60 ans.

---

(1) La deuxième observation et la quatrième ont été rédigées d'après des notes recueillies, chaque jour, au lit des malades, par M. Noblet, élève du service.

Cette femme nous raconte que le début de sa maladie remonte à six ans. Ce n'était alors qu'un petit bouton verruqueux ; mais ce bouton ne tarda pas à grossir , et , plus tard, il s'ulcéra. Un médecin fut consulté et se borna à faire de loin en loin , quelques cautérisations avec le nitrate d'argent. Pendant ce traitement, l'ulcère s'étendit et devint douloureux : un suintement séro-purulent formait, à sa surface, en se concrétant, une croûte noirâtre, que la malade faisait tomber de temps en temps, mais qui se reproduisait immédiatement.

Malgré l'insuffisance des cautérisations avec le nitrate d'argent , la malade resta cinq ans sans consulter d'autre médecin. A cette époque, elle s'adressa au docteur Marchand , qui conseilla des applications d'onguent napolitain. Sous l'influence de ce topique, l'ulcère se modifia et se cicatrisa ; mais cette guérison ne fut que de très-courte durée, et le mal reparut bientôt plus grave que jamais.

La femme Martin affirme n'avoir jamais eu de maladie syphilitique ; après l'avoir interrogée à plusieurs reprises dans ce but, nous sommes resté convaincu qu'elle n'avait jamais présenté de symptômes qu'on pût considérer comme des accidents secondaires ou tertiaires de la syphilis. L'ulcération du nez offrait , d'ailleurs, au moment où j'ai pu l'observer, les caractères les plus tranchés du cancroïde de la peau.

Ulcération végétante faisant saillie au-dessus du niveau de la peau , assez exactement arrondie , d'un diamètre de trois centimètres et demi ; ayant laissé intactes les ailes du nez et la sous-cloison , mais ayant détruit toute la peau du lobe moyen ; en haut, elle recouvrait le tiers des os propres du nez, et sur les côtés , elle venait se terminer dans le sillon naso-génien.

La surface de cet ulcère , noirâtre et recouverte d'une croûte peu épaisse et fendillée , était le siége de fréquentes hémorrhagies et donnait lieu habituellement à un écoulement de pus sanieux. La malade y ressentait des douleurs lancinantes.

Le doigt, introduit dans les narines, permettait de constater l'intégrité de la membrane muqueuse; les cartilages ne paraissaient pas déformés et on pouvait espérer qu'ils n'avaient pas été atteints par la maladie.

Pas de ganglions engorgés; cette observation , comme celle qui précède et comme celle qui suit, vient donc confirmer les idées exprimées, à ce sujet, par M. Lebert, dans les Mémoires de la Société de Chirurgie. (*Du cancer et du cancroïde de la peau*, t. II , p. 568.)

L'étendue du mal ne permettait pas de songer à la cautérisation avec les préparations arsénicales , et, d'ailleurs , quel que fût le caustique dont on aurait fait choix, on ne pouvait espérer la formation d'une cicatrice sur toute cette surface ; enfin, on se serait exposé , par l'emploi des caustiques, à perforer largement le nez.

Je songeai donc de suite à l'ablation du mal avec l'instrument tranchant et à la reconstitution de l'organe au moyen de l'autoplastie, et c'est aux joues que je me décidai à emprunter les lambeaux.

L'opération fut pratiquée le 13 novembre.

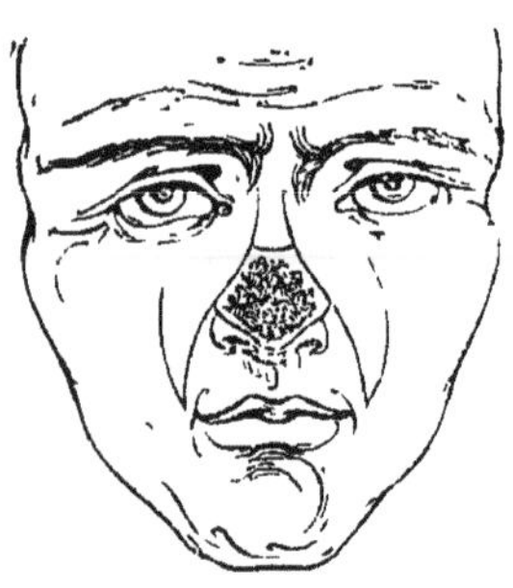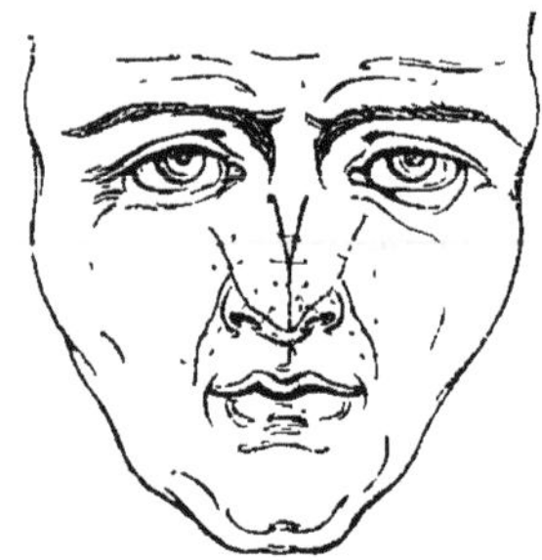

Deux incisions, partant des côtés de la racine du nez et séparées à leur point de départ par un espace d'un demi-centimètre environ, furent abaissées dans la direction du sillon naso-génien , jusqu'à la hauteur des commissures labiales. Une incision transversale , isolant entièrement les ailes du nez et la sous-cloison des parties malades, vint rejoindre, à droite et à gauche, les deux premières incisions ; en haut, sur le dos du nez, une petite incision horizontale rejoignit également les deux premières, de sorte que l'ulcère se trouva circonscrit de toutes parts. L'ablation de cette surface fougueuse fut assez longue et difficile, les tissus n'offrant aucune résistance à l'action des pinces : il fallut gratter, et, pour ainsi dire, ruginer les cartilages qui étaient entièrement sains.

J'achevai ensuite de tailler mes lambeaux, par une incision pratiquée de chaque côté, à partir d'un centimètre environ au-dessous du bord inférieur de l'orbite jusqu'à l'extrémité inférieure de la première incision, de manière à terminer mes lambeaux par un angle aigu et à donner à chacun d'eux une largeur égale à la moitié de la perte de substance.

Les lambeaux furent disséqués jusqu'à leur base, après quoi je réunis, au moyen de la suture entortillée, les plaies des joues, ce qui contribua à faire cheminer les lambeaux à la rencontre l'un de l'autre.

Avant de les réunir, j'abattis les angles de la portion de peau que j'avais laissée sur le dos du nez : de sorte que sur la ligne médiane la plaie représenta un Y allongé.

La réunion des lambeaux entre eux fut assez facile, mais j'éprouvai plus de difficulté à les adapter au bord supérieur des ailes du nez. Par leurs extrémités, dont j'excisai une petite portion, ils constituèrent le lobe moyen. Pour fixer les lambeaux, je me servis de la suture entortillée, au moyen d'épingles très-fines.

Je dois noter, en passant, que les tissus étaient moins extensibles à gauche qu'à droite, ce qui fit éprouver au lambeau gauche une assez grande tension.

Le lendemain de l'opération (14 novembre), gonflement des lambeaux et des paupières inférieures. L'extrémité inférieure du lambeau gauche est violacée et menace de se gangréner.

Deux sangsues sont appliquées en avant de chaque oreille.

Dans la journée, j'enlève plusieurs fils qui comprimaient

trop fortement les tissus , mais je laissai les épingles en place.

Le 15 , état satisfaisant ; ablation d'une épingle sur la ligne médiane.

Le 16 , ablation de plusieurs épingles ; les fils sont partout remplacés par d'autres fils moins serrés.

Le 17 , les dernières épingles sont enlevées , et les parties sont soutenues avec des bandelettes de sparadrap.

Le 20 , le gonflement a bien diminué , mais l'extrémité inférieure du lambeau gauche , gangrénée , s'est détachée et a laissé un vide dans le point correspondant, vide qu'on faisait disparaître en relevant le sommet et l'aile du nez. Du côté droit , la réunion paraît solide.

Je fixai, avec du collodion, deux petites bandelettes de linge dans les narines ; ces bandelettes furent ramenées sur le nez , où elles s'entrecroisèrent , et furent fixées , avec du collodion , à chaque paupière inférieure. Une troisième bandelette , fixée à la sous-cloison d'une part , et d'autre part entre les deux sourcils , contribua aussi à maintenir le nez relevé. La perte de substance, produite par la gangrène , était désormais insignifiante et la cicatrisation marcha régulièrement , grâce à la précaution que j'eus de réappliquer de nouvelles bandelettes quand les premières parurent se relâcher.

Je dois ajouter que le lambeau droit glissa peu à peu au-delà de la ligne médiane, de manière à combler en partie le vide qui avait été produit par la gangrène de l'extrémité du lambeau gauche.

Le 27 , la guérison était complète , mais je retins la malade à l'Hôtel-Dieu jusqu'au 16 décembre.

Depuis ce temps , j'ai eu occasion de la revoir plusieurs fois ; le nez, autrefois aquilin, est légèrement retroussé , l'aile gauche un peu plus élevée que l'aile droite ; mais , à part ces petites irrégularités qui tendent, du reste, à s'effacer de plus en plus, on ne peut guère se douter aujourd'hui de l'étendue et de la gravité de la maladie pour laquelle j'ai pratiqué cette opération.

Disons enfin, pour ne rien omettre , que de petites ex-

coriations se sont manifestées à diverses reprises sur les
cicatrices, mais qu'il a suffi, pour les faire disparaître, de
quelques lotions avec l'eau de Pagliari.

L'eau hémostatique de Pagliari avait déjà été employée
plusieurs fois chez cette malade depuis le moment de l'o-
pération, dans le but de réprimer les bourgeons charnus
et de hâter la cicatrisation, et son efficacité m'a paru de
la dernière évidence. J'avais été conduit à avoir recours à
ce moyen par un fait qui s'était passé, quelque temps auparavant, dans mon service.

Une femme de soixante-dix ans portait, depuis quinze
ans, sur le front, un large ulcère saillant, dont les bords
renversés formaient un champignon. Cet ulcère occupait
tout le côté gauche du front et avait même détruit une
portion de peau couverte de cheveux. Il était le siége de
douleurs extrêmement vives et donnait lieu à des pertes
de sang très-abondantes, qui se renouvelaient souvent plusieurs fois par jour.

Deux autres ulcères, moins étendus et déprimés, exis-
taient de l'autre côté du front.

Depuis quinze ans, bien des traitements internes avaient
été suivis, bien des topiques avaient été appliqués sur ces
ulcères, sans aucun résultat favorable.

On avait eu recours à divers caustiques, et moi-même,
en dernier lieu, j'avais essayé la pâte sulfo-safranée ; mais,
à chaque application, les douleurs devenaient intoléra-
bles, et, à la chute des croûtes, les hémorrhagies reparais-
saient. Pour combattre ce dernier accident, je prescrivis
des lotions avec de l'eau de Pagliari, répétées deux fois
par jour.

Sous l'influence de ce moyen, l'aspect des ulcères se
modifia promptement, le champignon s'affaissa, les hémorrhagies cessèrent et les douleurs disparurent complè-
tement. Enfin, une cicatrice de bonne apparence recouvrit peu à peu les surfaces malades. Cette femme quitta
l'Hôpital après quinze jours de l'usage de ce moyen qui,
seul, depuis quinze ans, avait donné un résultat favorable.

Cette guérison sera-t-elle durable ? Il est permis de conserver quelques doutes à cet égard. Quoi qu'il en soit, ce fait m'a vivement frappé, et, depuis cette époque, j'ai employé un grand nombre de fois, avec succès, l'eau de Pagliari, dans le traitement d'ulcères de mauvaise nature.

<hr>

Observation IIIe.

Vaste cancroïde de la joue ; guérison par la génoplastie.

Chéneau (Pierre), âgé de 62 ans, demeurant à Froid-fond (Vendée), est entré à l'Hôtel-Dieu de Nantes le 5 mai 1855, pour y être traité d'un large ulcère cancroïde ayant détruit une grande partie de la joue droite. Cette affection avait débuté, il y a plus de dix ans, et avait été attaquée, avec un succès temporaire, une première fois par les caustiques, une seconde fois par l'instrument tranchant.

C'est en 1846 que Chéneau, se préoccupant d'un bouton qu'il portait sur la partie interne et supérieure de la joue, et qui, depuis quelque temps, s'était ulcéré, alla trouver des empiriques qui appliquèrent, sur le mal, un caustique dont l'action extrêmement douloureuse dura plus de vingt-quatre heures. La guérison fut obtenue, mais il resta une cicatrice plissée et adhérente, s'étendant jusque sur le côté du nez. Peu de temps après, l'ulcération reparut à la partie externe de la cicatrice. Chéneau, effrayé des douleurs qu'il avait souffertes une première fois, attendit longtemps, et ce n'est qu'en 1848, deux ans après l'application du caustique, qu'il se décida à venir me consulter. Le mal alors avait l'étendue d'une pièce de deux francs ; il me fut facile de l'enlever au moyen de deux incisions semi-lunaires, qui permirent de rapprocher les bords de la division et d'obtenir, par la suture entortillée, une réunion immédiate ; la cicatrice fut linéaire et dirigée de haut en bas.

La guérison parut définitive, et, pendant plusieurs années, rien n'annonçait une seconde récidive. Cependant, il
y a trois ans environ, le mal reparut avec des caractères
qui ne permettaient pas de se faire illusion. Chéneau a,
sans aucun doute, eu recours à des remèdes nombreux,
dans l'espérance de se soustraire à une nouvelle opération ;
mais il a refusé de faire des aveux à ce sujet ; quoi qu'il
en soit, lorsqu'il est revenu me voir afin d'obtenir, comme
pensionnaire, une place à l'Hôtel-Dieu, l'ulcère avait acquis des proportions considérables. Il s'étendait en haut, à
la paupière inférieure qui était, elle-même, atteinte en
partie : en bas, la moitié de la lèvre supérieure était détruite ; en dedans, le mal s'était arrêté à l'aile du nez,
mais au-dessus de ce point, il s'avançait un peu sur les
côtés du nez ; là, on apercevait encore, au-delà des limites
du mal, une partie de la cicatrice plissée, produite par
l'application du caustique en 1846 ; on voyait également,
à une petite distance de la commissure des lèvres, la portion inférieure de la cicatrice résultant de l'opération pratiquée par moi en 1848. En dehors, l'ulcération dépassait
le niveau d'une ligne verticale abaissée de l'angle externe
des paupières.

Cet ulcère, dont les bords étaient saillants, comme fran-
gés en certains points, donnait lieu à un écoulement de
sang qui se produisait au moindre contact et qui souvent
avait lieu spontanément. Les tissus profonds étaient indu-
rés au-delà de la solution de continuité de la peau ; c'est
ainsi qu'on sentait un bourrelet très-dur adhérent au bord
de l'orbite et s'avançant sous la paupière. Le mal paraissait, du reste, ne pas avoir envahi le tissu osseux, mais il
était évident que toutes les parties molles avaient été dé-
truites ou étaient infiltrées de matière épidermique.

Pas de ganglions lymphatiques engorgés.

Enlever toutes les parties malades avec l'instrument
tranchant, réparer la perte de substance avec un lambeau
autoplastique, emprunté à la partie inférieure de la joue,
tel est le seul moyen qui me parut applicable dans un cas
aussi grave.

L'opération fut pratiquée le 9 mai.

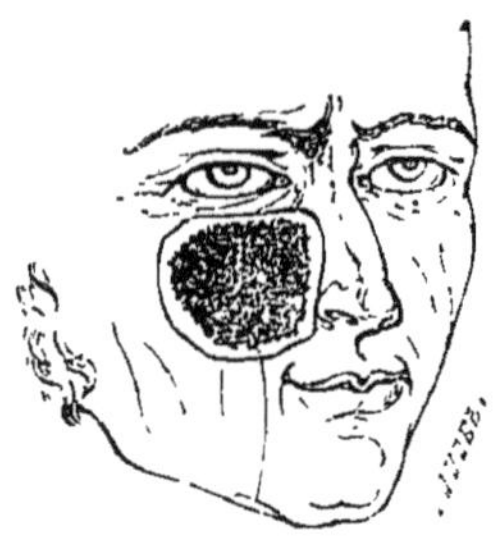 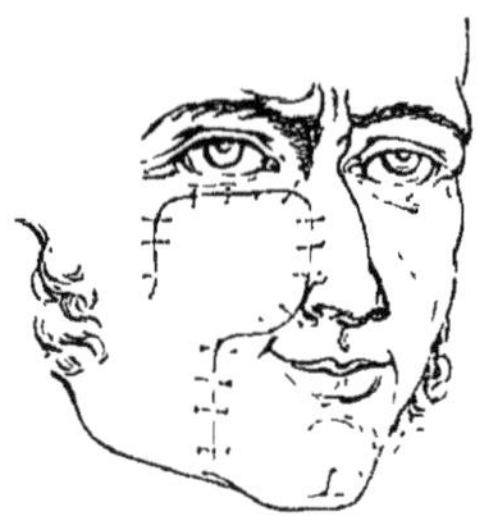

Toutes les parties malades furent circonscrites par une incision profonde , excepté , toutefois , en haut, où je me proposais de faire, dans un autre moment, la section de la paupière inférieure avec des ciseaux.

La dissection fut assez difficile , à cause de la friabilité des tissus, ce qui me força à reporter plusieurs fois l'instrument sur quelques points , afin d'enlever tout le mal.

L'écoulement de sang fut abondant et un grand nombre d'artères furent liées; tout le système vasculaire de cette région paraissait développé d'une manière insolite.

Le bourrelet adhérent au bord de l'orbite , et dont j'ai parlé plus haut , fut détaché de bas en haut, sans avoir été préalablement séparé de la paupière ; celle-ci fut ensuite découpée avec des ciseaux, immédiatement au-dessus des limites du mal.

La perte de substance paraissait alors énorme puisque , d'un côté, elle communiquait largement avec l'orbite, que, d'un autre côté, elle comprenait la moitié de la lèvre supérieure ; et que, tranversalement, elle avait plus d'étendue encore que de haut en bas.

Malgré les deux opérations précédentes, qui avaient nécessairement diminué l'extensibilité de la peau du visage, je pus tailler, en dessous et en dehors de la perte de substance, un large lambeau dont la forme se rapportait, sinon géométriquement, du moins assez exactement , à la forme de l'espace qu'il devait recouvrir.

Pour cela , une incision presque verticale, partant du bord inférieur de la plaie, fut abaissée jusqu'au-dessous du bord de la mâchoire , en passant à un demi-centimètre de la commissure des lèvres.

De la partie inférieure de la région malaire, une seconde incision vint , en formant un demi-cercle, rejoindre la première sous le bord du maxillaire.

Le pédicule du lambeau était donc situé en haut et correspondait, par un des côtés de sa racine , au côté externe de la perte de substance. Ce pédicule avait deux centimètres au moins de largeur.

Le lambeau fut détaché de bas en haut , et , par une dissection portée en avant et en dehors, sous les bords de la plaie, je réussis à faire glisser les parties et à les réunir par la suture entortillée , après avoir fait soulever le lambeau. Ce premier résultat était immense , car il facilitait singulièrement le reste de l'opération. Et, en effet, le lambeau fut très-aisément amené sur la perte de substance, en parcourant un angle d'environ 90 degrés. Plusieurs fils des ligatures furent dirigés vers le point le plus voisin des bords de la plaie ; mais la plupart de ces fils, étant fixés vers le centre même de la plaie, furent conduits dans la cavité buccale par une ouverture que je pratiquai, à cet effet, à travers la muqueuse de la lèvre. De cette manière, ils ne pouvaient plus nuire à la réunion du lambeau avec les téguments voisins.

Pour fixer le lambeau, j'eus recours à la suture entortillée , excepté vers la paupière inférieure , où j'appliquai quatre points de suture simple.

Quand l'opération fut terminée, on vit que le lambeau n'était tiraillée dans aucun sens. La partie du visage qui était soumise à la plus forte traction était la lèvre supérieure , de sorte que la commissure labiale était entraînée en haut et en dehors, disposition qui n'était que l'exagération de ce qui existait précédemment, car, par suite des deux premières opérations, la lèvre supérieure avait subi un mouvement ascensionnel, et le nez s'était notablement incliné à droite.

Une simple compresse sèche , attachée au bonnet du malade, recouvrit le côté droit du visage pour protéger les parties.

Le soir de l'opération, il y eut de la fièvre qui continua pendant trois jours , mais sans avoir un caractère inquiétant.

Le 10 mai , lendemain de l'opération , gonflement du lambeau et des parties voisines ; le lambeau a une coloration un peu foncée ; huit sangsues en avant de l'oreille.

Le 11 , le gonflement a augmenté , mais le lambeau a une couleur moins foncée ; l'œil est fermé par suite de la tuméfaction des paupières ; la conjonctive secrète une notable quantité de muco-pus.

En pressant sur le lambeau, je fais sortir du pus , qui s'échappe surtout par en haut , entre les points de suture.

J'enlève tous les fils fixés aux épingles et je les remplace par des fils moins serrés.

Le 12 , je réussis , par une traction un peu forte , à arracher une grande partie de ligatures , soit du côté de la peau , soit du côté de la bouche , où j'avais amené la plupart des fils à travers une ouverture pratiquée à cet effet dans le cul-de-sac gengivo-labial , ainsi que je l'ai exposé plus haut.

Le 13 , l'écoulement du pus est moins abondant ; les dernières ligatures sont arrachées sans qu'il s'écoule de sang. Le lambeau est adhérent dans la plus grande partie de sa circonférence ; j'enlève tous les points de suture et toutes les épingles qui le maintenaient ; mais, pour ne pas l'abandonner à lui-même , j'ai recours à trois petites bandelettes de linge que je fixe avec du collodion , par une de leurs extrémités, au lambeau lui-même , et par leur autre extrémité à la partie externe de l'orbite , à la partie supérieure du nez et enfin à la lèvre supérieure.

Les épingles de la plaie inférieure ne furent enlevées que le 16 ; la réunion était complète.

Chaque jour, après avoir enlevé les croûtes qui se formaient autour du lambeau, dans les points où la réunion n'était pas achevée, je faisais des lotions avec l'eau de Pagliari.

Le 17 et le 18, pour faciliter l'adhérence de la face profonde du lambeau, je le soumis à une légère compression, au moyen d'une boulette de charpie et d'une bandelette de sparadrap ; ce moyen eut un plein succès.

Les jours suivants, le gonflement disparut complétement, la suppuration devint presque nulle, les tissus reprirent leur aspect normal et la guérison put être considérée comme assurée. La paupière inférieure, bien que tendue, conserve une longueur suffisante et n'a pas de tendance à se renverser en formant un ectropion. Grâce à l'extensibilité du lambeau, l'angle de la bouche a pu s'abaisser et se rapprocher de la ligne médiane, de sorte que, sous ce rapport, les traits sont plus réguliers qu'avant l'opération ; le nez, lui-même, est moins incliné à droite qu'il ne l'était autrefois.

Cet abaissement de la commissure labiale, favorisé par la contraction musculaire, l'a été également par la rétraction de la cicatrice inférieure de la joue. Cette cicatrice, qui correspond au point où a été emprunté le lambeau, est linéaire et présente une longueur bien moindre qu'on aurait pu le supposer : elle n'a que quatre centimètres et demi, tandis que la plaie avait primitivement six centimètres au moins.

Chéneau a quitté l'Hôtel-Dieu le 23 mai, c'est-à dire le quatorzième jour après l'opération.

Il est peut-être difficile de se défendre de la crainte de voir le mal reparaître encore chez cet homme. Cependant, on doit espérer que la transplantation du lambeau autoplastique va modifier d'une manière avantageuse la vitalité des tissus et prévenir une troisième récidive.

Si cette espérance était déçue, si, vers la circonférence du lambeau, quelques tubercules venaient à surgir et à s'ulcérer et que les lotions d'eau de Pagliari fussent insuffisantes, il ne faudrait pas en conclure que l'art est impuissant et regarder une guérison définitive comme impossible. L'absence de ganglions lymphatiques engorgés, l'absence de toute autre manifestation plus ou moins éloignée d'affection cancéreuse, démontre d'une manière évidente que le mal est tout local et qu'il sera toujours possible de le détruire, comme toutes les affections épithéliales ou épidermiques, si on réussit à enlever tous les tissus circonvoisins qui ont éprouvé déjà un commencement d'altération.

Pour obtenir un succès complet et radical, il ne s'agit donc que de se tenir en garde et d'avoir de la persévérance.

On a cité, à ce sujet, bien des faits qui peuvent servir d'exemple et d'encouragement, et, parmi ceux que j'ai observés moi-même, il en est un qui me paraît digne d'être rapporté ici.

C'était en 1839, au début de ma carrière médicale : On me présenta un homme de Saint-Étienne-du-Bois (Vendée), jeune encore, mais ayant déjà subi sept opérations pour un cancer de la lèvre inférieure. Trois fois, il avait été opéré à l'Hôtel-Dieu de Nantes, au moyen de l'instrument tranchant, par M. Cochard, oncle, alors chirurgien en chef de cet hôpital ; quatre fois, il s'était soumis à l'application des caustiques, en se mettant entre les mains de femmes de campagne qui, grâce à une tolérance regrettable de l'autorité, exploitent de la manière la plus déplorable et souvent la plus désastreuse, la crédulité des malheureux qui ont ou qui *croient avoir* des maladies cancéreuses.

Chez le malade dont je parle en ce moment, le mal avait donc récidivé sept fois, et cependant ce malheureux n'était pas découragé et était encore disposé à supporter une huitième opération.

La lèvre inférieure et le menton étaient en partie détruits, et, à leur place, existait une large échancrure, au fond et aux bords ulcérés, par où la salive s'écoulait sans cesse ; mais il n'y avait pas de ganglions lymphatiques engorgés.

Deux incisions, partant à un demi-centimètre en dedans de chaque commissure labiale, vinrent se réunir sur la ligne médiane, vers le milieu de la région sus-hyodienne, en comprenant entre elles, non-seulement les parties malades, mais encore une certaine étendue de parties qui paraissaient complétement intactes.

En détachant les joues de la mâchoire inférieure, jusqu'au point où passe l'artère faciale, je pus ramener les bords de la plaie sur la ligne médiane et les réunir par la suture entortillée. J'obtins une réunion immédiate, et la lèvre inférieure, qui n'avait alors qu'un centimètre de longueur, s'est allongée peu à peu et a acquis, au bout de quelques mois, des dimensions suffisantes.

Mais ce que je tenais surtout à établir ici, c'est que la guérison a été définitive, ainsi que j'ai pu le constater un grand nombre de fois.

Observation IVe.

Érysipèle de la face; gangrène des paupières; destruction de la paupière inférieure; guérison à l'aide de la blépharoplastie.

La destruction partielle ou totale des paupières altère si profondément la physionomie, l'expression du visage, la régularité des traits, compromet d'une manière si grave le globe de l'œil et dans sa structure et dans ses fonctions, qu'il n'est pas étonnant que, dès la plus haute antiquité, on ait cherché à y remédier.

Cependant, il faut bien avouer que les efforts qu'on avait faits, dans ce but, sont restés à peu près stériles jusqu'à la création de la blépharoplastie, opération toute moderne.

Ce fait est d'autant plus remarquable que l'origine de la rhinoplastie se perd dans la nuit des temps, et que cette dernière opération aurait dû conduire à la première, puisqu'elles reposent toutes deux sur les mêmes principes. La perte des paupières, entraînant plus de gêne et plus de dangers et constituant une difformité au moins aussi choquante que la perte du nez, on est porté à se demander pourquoi l'art ne s'est pas ingénié plus tôt à y remédier d'une manière efficace ?

C'est qu'il y a chez l'homme un sentiment qui domine et la crainte du danger et l'aiguillon, pourtant si puissant, de l'amour-propre, je veux parler du désir de se soustraire au déshonneur. Or, on sait que chez les Indiens la perte du nez était un supplice infligé légalement à certains criminels, et que ceux qui l'avaient subi étaient ainsi marqués du sceau de l'infamie.

Ces mots suffisent pour expliquer comment la rhinoplastie est de date si ancienne, et comment la blépharoplastie n'a été créée que lorsque les travaux et les expériences de nos contemporains eurent généralisé l'autoplastie.

Jusque-là, nous n'étions guère plus avancés qu'on ne l'était du temps de Celse, qui résume ainsi ce qu'il savait sur la restauration des paupières : *si nimium palpebræ deest, nulla id restituere curatio potest, si exiguum, mederi licet.*

Je sortirais de mon sujet, si je rappelais et le traitement conseillé par Celse pour guérir *l'ectropion,* et les autres opérations instituées depuis dans le même but ; j'ai à raconter un cas de blépharoplastie, c'est-à-dire de restauration de toute une paupière, opération dont les premiers essais datent, en France du moins, de vingt ans seulement.

Disons, cependant, que des opérations de blépharoplastie, peu connues dans notre pays, avaient été faites auparavant, avec des succès variables, par Grœfe, Dzondi, Fricke et Jungken. C'est le procédé de Fricke, modifié par Van Ammon, qui est suivi généralement aujourd'hui. Par ce procédé, on évite la torsion du pédicule du lambeau, et, par conséquent, la section ultérieure de ce pédicule.

Malgré ce perfectionnement important, l'autoplastie pulpébrale est loin de constituer une opération uniforme et soumise à des règles fixes, *loin de là ; c'est peut-être, de toutes les opérations du même genre, la moins semblable à elle-même dans les diverses circonstances qui la nécessitent, celle qui comporte le plus de variétés dans la manière d'y procéder. Peut-être n'a-t-elle jamais été pratiquée deux fois de la même façon ?* (Roux. loco citat.)

Cette citation, empruntée à un maître dont j'aime à invoquer le souvenir et l'autorité, me fait espérer qu'on trouvera quelque intérêt à la lecture de l'observation suivante, que je considère comme un très bel exemple de blépharoplastie.

La nommée Jamin (Eliza), journalière, âgée de 19 ans, me fut adressée, le 25 octobre 1854, par le docteur Méchineau, de Clisson, pour une lagophtalmie du côté droit, portée au plus haut degré et donnant un aspect repoussant à un visage, d'ailleurs régulier, et même assez agréable quand on le regardait de profil du côté gauche.

Cette jeune fille avait eu, six mois auparavant, dans le courant d'avril, un érysipèle de la face, qui se termina par des abcès dans les paupières et par la gangrène de ces voiles membraneux, et même d'une partie de la peau de la région temporale.

Après la chute des escarres, la cicatrisation marcha rapidement, et, dès le mois de juin, les choses étaient dans l'état où il m'a été donné de les observer.

Des cicatrices irrégulières et adhérentes existent en dehors de l'orbite, vers la région temporale. La paupière supérieure, bornée à peu près à sa portion tarsienne, n'a plus qu'un centimètre à peine de hauteur. Le muscle orbiculaire ayant été presque entièrement détruit, ce reste de paupière ne jouit que de mouvements extrêmement bornés. Cependant, les cils ont conservé leur régularité, le point lacrymal est intact, et bien que très-incomplète, cette paupière n'a rien de trop choquant et protége encore la partie supérieure du globe de l'œil.

Mais il en est autrement de la paupière inférieure ; ici la gangrène a produit des accidents bien autrement graves.

Le bord libre de la paupière n'est plus indiqué que par des cils disposés irrégulièrement sur un tissu de cicatrice adhérent à la partie antérieure du maxillaire supérieur et de l'os malaire; la conjonctive rouge , enflammée , fortement tiraillée en bas, laisse le globe de l'œil à découvert. Sous cette membrane muqueuse, on sent le cartilage tarse renversé complétement , de telle sorte que son bord inférieur est devenu supérieur. On ne retrouve aucune trace du point lacrymal, et des larmes coulent continuellement sur la joue.

L'écartement des deux paupières est tel, que leur commissure externe, tendue jusqu'au-dela des limites de son extensibilité naturelle, est déchirée et ulcérée.

La conjonctive oculaire est enflammée, surtout en bas, et une injection radiée et profonde indique que la cornée transparente est menacée aussi d'être envahie par l'inflammation. Par suite du déplacement de la conjonctive palpébrale, le globe de l'œil n'a que des mouvements très-peu étendus.

Pour remédier à cette difformité, il n'y avait qu'un seul moyen : faire une paupière inférieure nouvelle, au moyen d'un lambeau de peau emprunté aux parties voisines.

L'opération fut pratiquée le 28 octobre, à l'Hôtel-Dieu de Nantes, salle 8, où j'avais fait placer la malade.

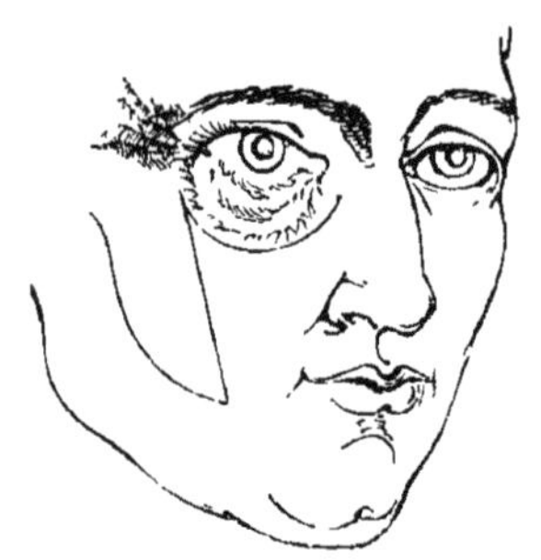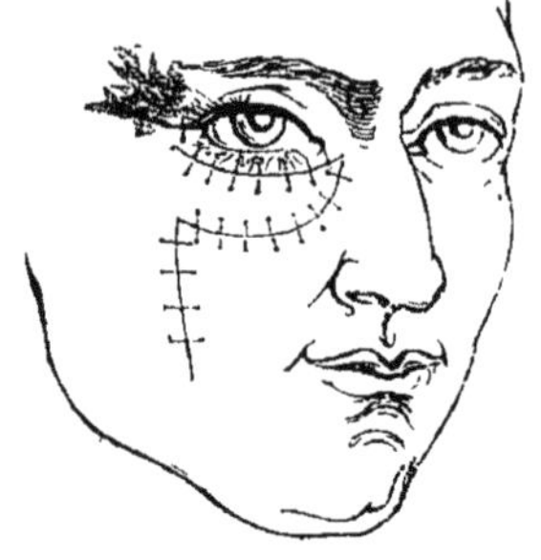

Une incision demi-circulaire, commençant un peu au-dessous de la commissure externe, et éloignée du bord

bord ciliaire de 3 millimètres environ, fut pratiquée, parallèlement à ce bord, sur la limite du tissu cicatriciel et de la peau de la joue. Par une dissection rapide, je détachai les tissus, d'abord des os auxquels ils adhéraient, puis du tissu cellulaire de l'orbite.

Ce premier temps de l'opération achevé, je saisis, entre le pouce et l'indicateur de la main gauche, le cartilage tarse que je fis basculer, de manière à ramener en bas son bord inférieur, qui, je l'ai déjà dit, était devenu supérieur. Une aiguille courbe fut portée au fond de la plaie et me permit de passer un fil à travers le cartilage tarse que je pus ainsi faire maintenir par un aide dans la position que je lui avais donnée. Mais j'acquis bientôt la certitude que ce moyen était insuffisant, à moins d'une traction très-forte, et je crus prudent d'y renoncer avant la fin de l'opération.

En écartant les bords de la plaie, je pus juger de l'étendue du vide qu'il y avait à combler, et, par conséquent, des dimensions que je devais donner au lambeau.

Je taillai le lambeau en faisant sur la joue une incision verticale de quatre centimètres et demi de longueur, partant de l'angle externe de l'incision horizontale, ou plutôt se confondant avec elle, dans l'étendue d'un centimètre environ, et une seconde incision verticale, à trois centimètres en dehors de la précédente, qu'elle vint rejoindre en bas en s'incurvant un peu.

Ce lambeau, avant d'être séparé des parties sous-jacentes, était donc circonscrit en avant, par une ligne droite verticale dans toute son étendue; en dehors, par une ligne, parallèle à la première dans les 3/5 supérieurs, et courbe dans les 2/5 inférieurs : le point de jonction de ces deux lignes formait un angle aigu. L'incision externe, commençant un peu plus bas que l'interne, la base du lambeau était oblique de haut en bas et de dedans en dehors. La dissection du lambeau fut portée, en haut, au-delà de sa base, pour faciliter son inclinaison ainsi que l'élévation du bord de la paupière.

Le lambeau étant soulevé par un aide, je rapprochai,

par la suture entortillée, la plaie verticale qui se trouvait dans le point où il avait été pris. Cette suture se fit sans tiraillement, grâce aux décollements que j'avais eu soin d'opérer.

En soulevant ensuite le bord de la paupière, j'entraînai, dans le même mouvement, la partie antérieure de la base du lambeau, qui exécuta, pour ainsi dire de lui-même, un quart de cercle, de manière à venir combler, sans torsion appréciable, le vide qui se trouvait formé par l'écartement des lèvres de la plaie horizontale. Le lambeau s'adapta à la perte de substance avec une telle régularité, les angles rentrants et les angles saillants s'ajustèrent si bien, qu'un confrère, témoin des résultats de cette opération, la comparait à un ouvrage de marqueterie.

Le lambeau fut fixé en place par seize points de suture entrecoupée, huit pour son bord supérieur, huit pour son bord inférieur. Enfin, pour remédier, autant que possible, à l'élongation qu'avait subie le bord palpébral, et à l'ulcération de la commissure externe, je mis les parties ulcérées à l'état de cruentation au moyen de deux coups de ciseaux, puis une épingle à insecte, passée de bas en haut, me permit de rapprocher les paupières par la suture entortillée et de rétrécir la commissure de trois millimètres.

Cette petite opération accessoire eut une action très-favorable sur la position du cartilage tarse.

Des compresses d'eau froide furent appliquées sur la joue et sur l'œil, pendant les quatre premiers jours qui suivirent l'opération. La fièvre fut modérée ; mais le gonflement du lambeau et des parties voisines fut assez considérable. Le troisième jour, le lambeau étant soulevé par du pus, je donnai un libre écoulement à ce liquide en enlevant deux points de suture.

Le quatrième jour, je retirai les épingles de la joue ; dans ce point, la réunion était parfaite ; le même jour, j'enlevai la plupart des points de suture, n'en laissant que deux en haut et deux en bas, par précaution.

La réunion avec le bord palpébral se fit très-bien ; la réunion avec la joue se fit également, excepté dans le point par où s'écoulait le pus, dont la quantité diminuait chaque jour d'une manière sensible.

L'épingle de la commissure externe des paupières fut retirée le cinquième jour ; la réunion s'était faite et paraissait solide.

Le huitième jour, il n'y avait presque plus de suppuration sous le lambeau, mais il survint un gonflement douloureux de toute la région parotidienne et de la joue, au niveau de la cicatrice. Celle-ci s'entr'ouvrit bientôt et donna passage à du pus qui semblait venir d'en haut.

Dans la crainte que, par l'effet de ce gonflement, le lambeau ne fût entraîné en dehors, je le soutins du côté du nez au moyen d'une bandelette de linge, fixée avec du collodion.

Deux autres bandelettes, fixées, l'une, près de la pointe, l'autre, près de la base du lambeau, prirent, en haut, leur point d'appui sur le front, en laissant entre elles un intervalle suffisant pour ne pas gêner l'œil.

Quatre sangsues furent appliquées derrière l'oreille. Les accidents se calmèrent les jours suivants, mais je gardai quelque temps encore la malade à l'hôpital, et elle ne retourna dans sa famille que le 1er décembre.

Alors, son état était aussi satisfaisant que possible. La nouvelle paupière avait une hauteur suffisante pour recouvrir la partie inférieure du globe de l'œil et pour retenir les larmes, qui ne coulaient plus sur la joue comme avant l'opération.

Mais il restait encore un ectropion, avec renversement *incomplet* du cartilage tarse. Pour faire disparaître cet ectropion, j'avais l'intention de faire une nouvelle opération, en suivant le procédé de W. Adams, qui a réussi si souvent entre les mains de M. Roux, et qui seul pouvait remédier à l'excès de longueur du bord ciliaire.

Malgré mes recommandations, la malade n'est pas revenue me voir, comme je l'espérais. Peut-être redoute-t-elle de nouvelles souffrances, ou bien se trouve-t-elle satisfaite du résultat qu'elle a déjà obtenu.

Quoi qu'il en soit, je regretterais de ne pas pouvoir ache-

ver mon œuvre, en faisant disparaître les dernières traces
d'une difformité qui nuit encore, à un certain degré, à
l'harmonie du visage.

Il me semble que toutes les fois que la paupière a été
détruite par une cause quelconque et que le bord ciliaire
a été entraîné au loin par la formation d'une cicatrice irrégulière, ce bord doit toujours subir une telle élongation,
que, lors même qu'il est ramené à sa position normale
par une opération convenable, la rétractilité naturelle des
tissus reste insuffisante pour lui rendre sa longueur pri-
mitive.

Il faut donc, dans ce cas, diminuer la longueur du bord
palpébral par une incision qu'on doit pratiquer, soit en
même temps qu'on pratique la blépharoplastie, soit (ce qui
est bien préférable à mon avis), lorsque le succès de la
première opération est asssuré.

On a pu remarquer que, dans l'opération que je viens
de décrire, j'ai suivi le précepte, bien formulé, pour la
première fois, par Van Ammon, de tailler le lambeau de
telle manière qu'il forme un angle droit avec la perte de
substance qu'il doit combler.

En agissant ainsi, on évite la torsion du pédicule, et
la cicatrice irrégulière qui en résulte. Sans doute, au lieu
d'avoir une cicatrice placée sur la tempe, où elle peut être
dissimulée par les cheveux, on a une cicatrice à la joue;
mais cette cicatrice est linéaire et peu apparente. Disons encore que, lorsque le lambeau n'a pas besoin de
subir de torsion, il n'est pas nécessaire de lui donner
autant de longueur, et, par conséquent, on cause moins
de dégâts dans les parties voisines.

En laissant, ce qui est impossible dans les autres procédés, une large base au lambeau, on ne modifie pas sen-
siblement sa vitalité, et on évite ainsi, soit la gangrène,
soit, au contraire, cette hypertrophie choquante dont on a
rapporté plus d'un exemple, à la suite de la blépharoplastie.

Enfin, en taillant le lambeau de manière à ce que sa base
fût oblique, et que son bord interne se confondît en haut,
dans une petite étendue, avec le bord même de la perte de

substance, j'ai rendu le glissement du lambeau extrêmement facile ; et, de vertical qu'il était d'abord, il a pu devenir horizontal, sans que, vers sa racine, il se formât de plis ou de godet bien appréciables.

Je noterai, comme une chose très-avantageuse, la suture pratiquée à la commissure externe des paupières : par ce moyen, j'ai rapproché cette commissure de la ligne médiane dont elle se trouvait trop éloignée; j'ai combattu le renversement du cartilage tarse; enfin, j'ai soulevé le bord palpébral inférieur, et, par suite, le bord supérieur du lambeau.

Je crois, en terminant, devoir attirer l'attention sur la forme que j'ai donnée au lambeau. Les auteurs disent, en effet, qu'il doit figurer une ellipse, un triangle, un carré, selon les indications qui ressortent de la forme même de la perte de substance. Dans les cas analogues à celui que j'avais à traiter, on conseille généralement un lambeau elliptique. Or, on se souvient que, chez ma malade, il était dessiné, en dedans, par une ligne droite, dans toute son étendue, et, en dehors, par une ligne courbe, à sa partie inférieure.

Le bord convexe s'est adapté parfaitement au bord concave que présentait, en bas, la perte de substance ; d'un autre côté, lorsque le lambeau fut placé dans le lieu qui lui était destiné, il fut facile de se convaincre que, si son bord supérieur eût été convexe, le milieu de la paupière eût été trop saillant. Tandis que, ce bord étant droit, représentait aussi exactement que possible, la forme naturelle de la paupière.

En rapportant les faits qui précèdent, et que j'ai choisis, entre plusieurs autres, comme formant, en quelque sorte, un groupe naturel, j'ai cherché à faire ressortir les détails qui m'ont paru offrir le plus d'intérêt, surtout au point de vue du manuel opératoire. Ces détails sont comme la preuve de ce que je disais en commençant, que, dans les cas d'autoplastie, les indications sont variées à l'infini, et que le chirurgien, tout en profitant de l'expérience des autres, doit toujours savoir trouver en lui-même des ressources nouvelles. Il importe de savoir que la peau se prête, avec une merveilleuse facilité, à des glissements, à des déplacements et même à des migrations successives qui permettent, lorsqu'on sait tirer parti de ces avantages, d'arriver à des résultats véritablement inespérés. Aussi, quelle que soit la gravité des cas qui se présentent, quelles que soient l'étendue et la forme des pertes de substance qu'il s'agit de réparer, il faut ne pas perdre courage et lutter contre les difficultés, en se souvenant que, selon l'expression inspirée à M. Roux, par ses propres succès, *il n'y a peut-être rien d'impossible en fait de restauration de la face.*

Nantes, Imp. de Mme v^c C. Mellinet. — 3465.